CONTRIBUTION A L'ÉTUDE

DES

KYSTES HYDATIQUES

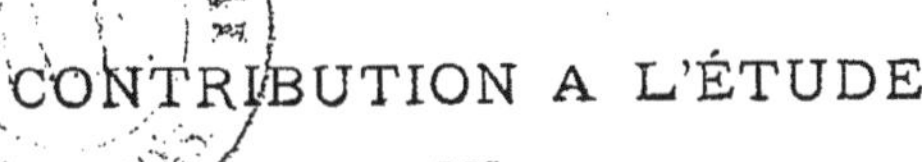

DE LA PAROI THORACIQUE

CONTRIBUTION A L'ÉTUDE

DES

KYSTES HYDATIQUES

DE LA PAROI THORACIQUE

PAR

Saül CHEMLA

DOCTEUR EN MÉDECINE

EX-INTERNE DANS DIVERS HOPITAUX A PARIS

MONTPELLIER
IMPRIMERIE FIRMIN ET MONTANE
3, Rue Ferdinand-Fabre, 3

1918

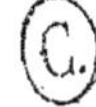

PERSONNEL DE LA FACULTÉ

Administration

MM. MAIRET (✻)............. Doyen.
SARDA.................. Assesseur.
IZARD....,............. Secrétaire.

Professeurs

Clinique chirurgicale.............................	MM. TEDENAT (O ✻)
Clinique médicale	CARRIEU (✻).
Clinique des maladies mentales et nerveuses.......	MAIRET (✻).
Physique médicale.............................	IMBERT (✻).
Botanique et histoire naturelle médicales..	GRANEL.
Clinique chirurgicale.............................	FORGUE (O ✻).
Clinique ophtalmologique.........................	TRUC (O ✻).
Physiologie....................................	HEDON.
Histologie....................................	VIALLETON.
Pathologie interne.............................	DUCAMP (✻)
Anatomie.....................................	GILIS (✻).
Clinique chirurgicale infantile et orthopédie.......	ESTOR.
Microbiologie.................................	RODET.
Médecine légale et toxicologie....................	SARDA.
Clinique des maladies des enfants............... ..	BAUMEL (✻).
Pathologie et thérapeutique générales.............	BOSC.
Hygiène	BERTIN-SANS (H)
Clinique médicale.............................	RAUZIER (✻).
Clinique obstétricale	VALLOIS.
Thérapeutique et matière médicale.................	VIRES (✻).
Anatomie pathologique.....	MASSABUAU (✠).
Chimie médicale.............................	N...

Professeurs adjoints : MM. De ROUVILLE, MOURET.
Doyen honoraire : M. VIALLETON.
Professeur honoraire: M. E. BERTIN-SANS (✻).
Secrétaire honoraire : M. GOT.

Chargés de Cours complémentaires

Clinique gynécologique.......	MM. De ROUVILLE, prof.-adj.
Clinique d'oto-rhino-laryngologie.............	MOURET, profes.-adj.
Clinique ann. des mal. syphil. et cutanées...	VEDEL, agr. l. (ch. de c.)
Clinique des maladies des voies urinaires...	JEANBRAU (O ✻) a.l.(ch.de c.)
Médecine opératoire......................	SOUBEYRAN (✠), a. l. (c. c.)
Pathologie externe...........	RICHE, agrégé.
Clinique annexe des maladies des vieillards.	EUZIERE, agrégé.
Accouchements	P. DELMAS, agrégé.
Accouchements	DESMONTS. (ch. de c.)
Stomatologie	BESSON. (ch. de c.)

Agrégés en exercice

MM. GALAVIELLE.	MM. CABANNES.	MM. ROGER.
GRYNFELTT.	DERRIEN.	ETIENNE.
LAGRIFFOUL.	P. DELMAS.	LISBONNE.
LEENHARDT.	EUZIERE.	PECH (ch. d'agrég.).
GAUSSEL (✻ ✠).	J. DELMAS (✠).	
RICHE.	RIMBAUD.	

Examinateurs de la thèse :

M. TÉDENAT, professeur, président.
M. CARRIEU, professeur.   M. DURANTE, chargé de cours.

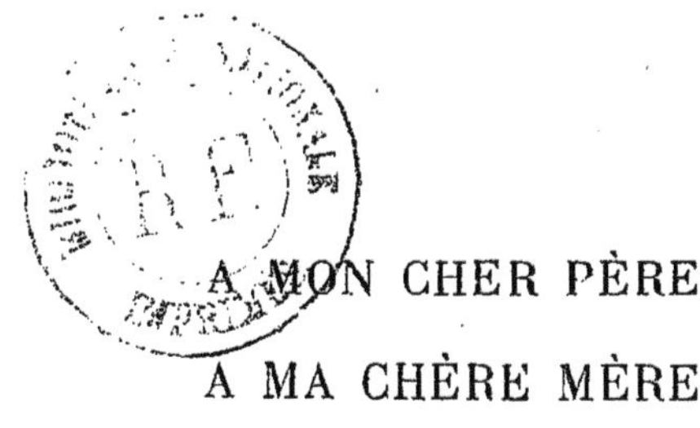

A MON CHER PÈRE

A MA CHÈRE MÈRE

Faible témoignage de mon affection
et de ma reconnaissance.

S. CHEMLA.

CONTRIBUTION A L'ÉTUDE

DES

KYSTES HYDATIQUES

DE LA PAROI THORACIQUE

INTRODUCTION

Pendant notre stage dans le service de clinique chirurgicale de notre cher maître M. le professeur Tédenat, nous avons eu la rare fortune de suivre et de voir opérer un cas de kyste hydatique de la paroi thoracique.

Frappé par la difficulté du diagnostic et par l'intérêt de la question, nous en avons voulu faire le sujet de notre thèse inaugurale.

Nous remercions M. le professeur Tédenat, médecin principal de l'armée, de l'honneur qu'il nous a fait en acceptant la présidence de notre thèse, et de nous avoir permis de publier les deux observations inédites qui ont été le point de départ de notre travail.

Les kystes hydatiques de la paroi thoracique présentent un intérêt particulier, non seulement en raison de leur fréquence, qui est assez grande, mais encore et surtout en raison des erreurs de diagnostic qu'on est exposé à commettre au sujet des malades qui en sont atteints.

Combien de fois, en effet, en présence d'une des nombreuses tumeurs dont la paroi thoracique externe est si fréquemment le siège, n'a-t-on pas hésité entre un kyste hydatique et, par exemple, un lipome ou un abcès froid ?

Dans combien de circonstances, à défaut de ponction exploratrice ou d'examen du sang qu'on a négligé de faire, l'opération seule n'est-elle pas venue lever tous les doutes et redresser un diagnostic inexact ?

La science nous fournit, en nombre assez considérable, les exemples d'erreurs de cette nature : les observations que nous publions en sont la preuve évidente.

Les difficultés de diagnostic, alors même qu'elles ne sont pas insurmontables, sont, d'ailleurs, toujours grandes.

Il nous a donc paru intéressant et utile d'attirer l'attention sur les kystes hydatiques de la paroi thoracique, et d'en réunir, dans notre thèse inaugurale, un certain nombre de cas, en insistant surtout sur leur symptomatologie et sur les signes diagnostiques qui doivent nous permettre le plus sûrement de reconnaître l'affection.

Naturellement, nous ne nous occupons ici que de kystes primitifs, c'est-à-dire de ceux qui ne se produisent pas à la suite d'une rupture de kyste hydatique pulmonaire dans la paroi thoracique. Ces kystes secondaires, qui sont des raretés exceptionnelles sont, d'un diagnostic très aisé par les signes pleuro-pulmonaires qui précèdent leur éclosion.

Nous avons divisé ce travail de la façon suivante :

1° Division des kystes hydatiques de la paroi thoracique d'après leur siège anatomique.

2° Anatomie pathologique.

3° Etiologie.

4° Symptomatologie.

5° Complications.

6° Diagnostic.

7° Pronostic et traitement.

Nous publions, à la suite, les observations que nous avons pu rassembler.

DIVISION D'APRÈS LE SIÈGE ANATOMIQUE

La paroi thoracique, anatomiquement, peut se diviser en deux parties :

1° Les plans superficiels ;

2° Les plans profonds.

Nous verrons, en passant en revue ces différents plans, les diverses localisations des kystes hydatiques dans la paroi thoracique.

1° PLANS SUPERFICIELS

Nous trouvons :

a) *La peau.* — Presque toujours saine, souple, elle n'est adhérente au kyste que lorsqu'il y a périkystite, elle est parfois distendue par un kyste volumineux.

b) *Le tissu cellulaire sous-cutané.* - La couche celluleuse sous-cutanée est plus ou moins épaisse et plus ou moins riche en graisse. Elle est rarement le siège de cette tumeur parasitaire.

c) *Aponévrose superficielle.* — L'aponévrose superficielle, qui est toujours très mince, éclate souvent sous la poussée expansive d'un grand kyste du grand pectoral, du grand dentelé ou du grand dorsal qu'elle recouvre.

d) *Couche musculaire superficielle*. — La couche musculaire superficielle est constituée par une foule de muscles, qui appartiennent en même temps à des régions voisines et ne sont en rapport avec elles que par une étendue plus ou moins grande de leur surface.

Ils forment une couche plus ou moins épaisse, d'autant plus épaisse qu'on se rapproche davantage de la colonne vertébrale. Ils sont très souvent envahis par le parasite.

Ces muscles sont :

En avant : le grand pectoral, le petit pectoral, le sous-clavier et le grand droit de l'abdomen.

En arrière : le trapèze, le grand dorsal, le grand et le petit rhomboïde.

En bas : le grand oblique de l'abdomen et le grand dorsal.

En haut : les scalènes.

A la partie moyenne : le grand dentelé, qui appartient tout entier à la région costale, se divise en trois portions ; comme nous le verrons dans deux de nos observations, c'est dans les portions inférieure et moyenne de ce muscle venant s'insérer aux troisième, quatrième, cinquième, sixième, septième, huitième et neuvième côtes que se trouvait le siège des kystes.

2° PLANS PROFONDS

Ici, nous trouvons les côtes et les espaces intercostaux fermés par les muscles dits intercostaux. Un kyste, même de petites dimensions, siégeant entre les deux insertions supérieures de l'intercostal interne, provoque, par compression du nerf intercostal, des névralgies en ceinture dont on ne soupçonne la cause que lorsque la tumeur est devenue apparente.

D'après les statistiques de Marquet, les kystes hydatiques musculaires sont les plus fréquents. D'après les recherches de cet auteur, sur cent vingt-quatre cas qu'il a observés, les kystes hydatiques musculaires occupent le tronc (50 fois), les membres inférieurs (45 fois), les membres supérieurs (20 fois), la tête (6 fois) et le cou (3 fois).

Ils siègent le plus souvent au sein même des fibres qui les enveloppent de toutes parts ; quelquefois, au bord ; d'autres fois, ils semblent comme détachés du corps musculaire et deviennent en grande partie sous-aponévrotiques.

En grossissant, le kyste s'énuclée par le fait des contractions répétées du muscle et en émerge de plus en plus.

C'est dans le tissu conjonctif interstitiel que le germe larvaire se dépose et que l'hydatide prend naissance.

ANATOMIE PATHOLOGIQUE

Nous allons exposer succinctement l'anatomie pathologique générale du kyste hydatique.

Cette étude peut se diviser en deux parties :

L'étude du contenant et celle du contenu.

1° Les parois du kyste sont constituées par trois membranes, l'une externe ou adventive, et les deux autres internes ou hydatiques comprenant : la membrane mère située en dehors et la membrane germinale en dedans.

La membrane adventive n'est que le produit du travail irritatif provoqué dans la gangue cellulaire des tissus par la présence de l'embryon hexacanthe ; elle peut acquérir une épaisseur assez considérable, au moins sur certains points, se calcifier même en d'autres.

Elle est d'un blanc légèrement jaunâtre, très vasculaire à sa surface externe, et se compose de couches fibreuses stratifiées, lamelliformes.

La membrane mère ou cuticulaire, située au-dessous de la précédente, est lamelleuse, anhiste, ressemblant à du blanc d'œuf cuit.

Quand on la coupe, elle se recroqueville comme une membrane élastique. D'après Chauffard et Vidal, elle est imperméable à tout germe organique. Cela est vrai pendant une bonne partie de l'évolution du kyste.

Mais de même que tout organisme vivant tend à perdre progressivement en veillissant sa résistance vitale, de même la membrane cuticulaire, à mesure qu'elle avance en âge, s'oppose de moins en moins à l'entrée des microbes dans la cavité kystique et finit, à un moment donné, par se laisser traverser par ces germes et les leucocytes qui accourent alors à son secours pour lutter contre ces germes. Il en est de même si les humeurs de l'homme deviennent incompatibles au libre développement de parasite. C'est ainsi que l'on pourrait expliquer ces suppurations tardives ou secondaires des kystes hydatiques, suppurations qui se produisent à la suite d'une infection générale ou d'une intoxication quelconque.

La membrane germinale est granuleuse, framboisée ; elle tapisse en dedans la membrane mère. Elle présente à sa surface interne une série, parfois des milliers de petites élevures qui ne sont que des vésicules proligères ou formatrices des échinocoques.

La membrane germinale ne se développant pas, le kyste sera stérile ; ce sera un acéphalocyste.

2° Le kyste hydatique contient, en général, du liquide kystique et des vésicules filles.

Le liquide kystique, limpide comme de l'eau de roche, non albumineux, riche en chlorure de sodium, devient albumineux et louche par la mort des hydatides.

La suppuration de ce liquide est assez fréquente.

La quantité du liquide varie de quelques grammes (observation II) à deux ou trois litres

Au microscope, on y découvre des crochets.

Les vésicules filles, produites aux dépens de la membrane germinale, ont une structure identique à celle du kyste générateur.

Elles sont tantôt rares, tantôt nombreuses ; et peuvent

donner naissance à une troisième ou une quatrième génération d'hydatides.

Quand leur nombre est considérable, on les trouve aplaties, pressées les unes contre les autres, comme des harengs empilés, selon l'expression de Cruveilhier ; mais, par contre, on a vu des cas où l'hydatide était unique, solitaire.

Le volume des hydatides est très variable : on en trouve depuis la grosseur d'une tête d'épingle jusqu'à celle du poing.

L'échinocoque ressemble d'abord à une granulation blanchâtre qui fait saillie à la face interne du kyste et qui se pédiculise ; il est formé d'une tête armée de quatre ventouses, et d'une double couronne de vingt à trente crochets ; le corps est terminé par un prolongement qui fixe l'animal à la membrane germinative.

Les altérations produites par le développement du kyste sur les muscles n'ont pas très grand intérêt, se bornent, dans la plus grande partie des cas, au refoulement et à la dissociation des fibres musculaires ; d'autres fois, les fibres musculaires sont amincies.

On trouve aussi des lésions d'inflammation chronique du tissu musculaire. Les fibres musculaires sont alors en voie de régression, la fibrillation a disparu et les noyaux du sarcolemme prolifèrent.

En résumé, ce processus aboutit à la sclérose des fibres musculaires voisines du kyste (obs. III).

On a aussi noté la rupture, par le kyste, des aponévroses d'enveloppe des muscles, ainsi que la perforation ou l'exostose des os en rapport avec la tumeur.

ÉTIOLOGIE ET PATHOGÉNIE

Les kystes hydatiques de la paroi thoracique se rencontrent à tous les âges. Leur étiologie se résume dans l'ingestion des œufs du *tænia echinococcus*, dont l'habitat ordinaire est l'intestin du chien. Dévé précise en faisant remarquer que « l'échinococcose dans un pays est en raison directe non du nombre des chiens, mais de la fréquence de l'échinococcose des bestiaux ». C'est pourquoi il incrimine surtout les chiens de boucher et d'abattoir. Il ne faut donc pas s'étonner de la plus grande fréquence des kystes hydatiques dans les pays d'élevage : Islande, Australie, Argentine, Urugay, Mecklembourg, Poméranie, Tunisie et en France (dans les Landes et la Normandie). Certaines professions (bergers, bouchers) sont, on le comprend, plus exposées à contracter l'échinococcose. Par la promiscuité de l'homme et du chien, les œufs de ce tænia peuvent arriver jusque dans le tube digestif de l'homme, d'où l'embryon hexacanthe, devenu libre, va émigrer dans les organes.

Par quelle voie se fait cette migration ? Actuellement, il est admis que la migration de l'embryon se fait par voie sanguine ou lymphatique.

Une fois arrivé dans l'intestin, l'embryon en franchit la paroi et se trouve jeté soit dans la circulation porte, soit dans les chylifères.

Dans le premier cas, il progresse jusqu'au foie, organe de prédilection pour le développement des kystes hydatiques ; s'il parvient à s'en échapper par les veines sus-hépatiques, il est alors pris par les gros troncs veineux.

Dans le deuxième cas, il suit le trajet ascendant des chylifères et, par le canal thoracique, arrive dans la veine sous-clavière.

D'une façon comme de l'autre, cet embryon, après avoir suivi les gros troncs veineux, passe dans le cœur droit, de là dans le poumon, second organe de prédilection, et, au cas où il ne s'y arrête pas, passe dans le cœur gauche et se trouve lancé dans la grande circulation, voie qui le conduira naturellement au système musculaire. Arrivé dans un muscle, il se greffe sur place, perd ses crochets, se développe et donne naissance, par sa partie postérieure, à une vésicule dans laquelle il s'invagine et qui, une fois fermée, constitue le kyste.

A côté de cette loi qui fait intervenir la circulation sanguine et que l'on peut appeler une loi physiologique, il faut faire entrer en ligne un facteur des plus importants, qui agit comme adjuvant externe d'origine physique : nous avons parlé du traumatisme.

Le traumatisme intervient de deux manières : soit par l'impulsion qu'il imprime à un kyste préexistant et inaperçu, soit comme cause d'appel et de localisation pour des germes en voie de migration.

Agissant sur un kyste déjà formé, le traumatisme en accélère le développement. Et à ce sujet, n'est-il point curieux de faire un rapprochement entre cette affection et d'autres obéissant aux mêmes impulsions ? Ne savons-nous pas, depuis longtemps, qu'un trauma peut réveiller une gomme syphilitique dont le développement avait subi un arrêt ; ne voyons-nous pas des spécifiques être atteints de gomme sur une partie traumatisée ?

Les expériences de Max Schüller n'ont-elles pas prouvé que la même influence réveillait une tuberculose latente ; celles de Tossenhoch sur l'ostéomyélite ne sont-elles pas aussi probantes ?

En un mot, il est avéré aujourd'hui qu'une chute ou un coup suffisent pour réveiller la virulence d'un microbe jusque-là sans effet.

Par quel mécanisme ce traumatisme va-t-il engendrer un kyste hydatique ? Il est certain qu'il faut comme condition essentielle que l'individu ait ingéré, d'une manière ou d'une autre, des embryons de tænia.

Pour expliquer cette action, les uns invoquent l'épanchement, les autres la fluxion.

Dans l'épanchement, les embryons seraient déversés de même que les globules sanguins et seraient plus tard l'origine d'un kyste remplaçant l'épanchement résorbé.

Il est admis aussi qu'à la faveur d'un mouvement fluxionnaire, l'hexacanthe se fixe au point traumatisé.

Les deux opinions ont leur raison d'être, car il est fréquent, en clinique, de rencontrer, comme antérieur à un kyste hydatique, un traumatisme ayant produit soit un épanchement, soit une congestion intense ou plutôt un mouvement fluxionnaire des parties choquées. On ne peut tout de même invoquer l'influence du traumatisme que si la tumeur apparaît au bout de quelques mois.

SYMPTOMATOLOGIE

Le début des kystes hydatiques de la paroi thoracique est, comme celui des kystes hydatiques, en général difficile à préciser.

Les kystes hydatiques. c'est une affection à évolution lente, ne présentant pas d'accidents bien nets, ce qui explique la difficulté du diagnostic.

La symptomatologie de cette maladie se réduit en somme à peu de chose, et aucun signe n'est véritablement pathognomonique ; c'est le plus souvent une douleur légère ou pour mieux dire une sensation de gêne et de pesanteur, qui précède et annonce le développement de la tumeur ; c'est, en effet, le seul signe à peu près constant que nous ayons noté chez les malades dont nous publions les observations.

Parfois même, on a remarqué une indolence complète, et le mal ne s'est révélé que par l'existence d'une tumeur grossissant très lentement.

On a signalé des névralgies intercostales rebelles à toutes médications et qui étaient dues à des petits kystes hydatiques non apparents ni perceptibles, situés entre les deux insertions supérieures du muscle intercostal interne.

Plus tard, à mesure que le kyste grossit, on peut voir survenir des phénomènes de compression qui expliquent *de visu* ces névralgies et le refoulement ou l'usure des os.

On a même noté des phénomènes de compression de la moelle ; mais des accidents de ce genre sont très rares.

En général, la tumeur s'accroît peu à peu ; elle peut atteindre de grosses dimensions.

D'une forme ovoïde, oblongue ou arrondie, quelquefois bilobée, elle suit le muscle dans ses mouvements ; mobile sur le muscle au repos, elle s'immobilise par la contraction. Elle est presque toujours dure, rénitente, élastique ; indolore à la pression, la fluctuation se perçoit souvent, elle est profonde, et cesse quand le muscle se contracte. Parfois, on peut percevoir le frémissement hydatique. On doit penser à l'urticaire, d'ailleurs rarement observée.

En somme, cette symptomatologie est des plus banales, et nous verrons, lorsque nous nous occuperons du diagnostic, combien il est difficile, d'après ces seuls symptômes, de porter le diagnostic de kyste hydatique de la paroi.

COMPLICATIONS

Abandonné à lui-même, le kyste aboutit ordinairement à l'une ou à l'autre de ces deux complications :

1° La suppuration.

2° La rupture.

La suppuration, dont nous avons expliqué brièvement la pathogénie au chapitre de l'anatomie pathologique, se traduit par de la douleur, d'abord à la pression, puis au moindre contact, et devient ensuite lancinante. La peau rougit, adhère au kyste. La tumeur augmente de volume et ses contours deviennent moins nets.

La tuméfaction prend, en somme, l'aspect d'un abcès chaud ou d'un phlegmon diffus.

Si la suppuration reste latente, on a alors tous les signes de l'abcès froid.

La rupture est souvent précédée par la suppuration.

Lorsque le kyste est situé dans un espace intercostal, il évacue le plus souvent son contenu dans la cavité pleurale et donne ainsi naissance à une pleurésie purulente.

La rupture sous la peau est rare.

Le plus souvent, les parois du kyste suppuré adhèrent aux téguments qui finissent par s'ulcérer et donner issue à du pus bien lié.

DIAGNOSTIC

Le diagnostic des kystes hydatiques de la paroi thoracique est, avons-nous dit, souvent difficile, mais presque jamais impossible.

Toutes les fois qu'on se trouve en présence d'une tumeur de la paroi thoracique, il convient de déterminer les trois points suivants :

1° Son siège anatomique ;

2° Sa nature, solide ou liquide ;

3° Faire enfin le diagnostic différentiel du kyste hydatique avec les autres tumeurs liquides ou molles de la région.

Siège de la tumeur. — Lorsqu'il s'agit d'une tumeur sous-cutanée, il est facile d'en reconnaître le siège, grâce à sa mobilité dans tous les sens. Si elle est sous-aponévrotique, elle présente toujours un certain degré de mobilité dans tous les sens, mais les mouvements sont moins étendus et moins faciles, car la tumeur est bridée par l'aponévrose.

Lorsque la tumeur est musculaire, au moment du relâchement, on pourra la mobiliser dans le sens des

fibres ; au moment de la contraction musculaire, elle
sera au contraire complètement fixée.

Dans les quatre tumeurs des muscles intercostaux,
comme dans l'observation II ; le diagnostic précis du
siège est des plus difficiles.

Tumeur solide ou liquide. — On recherchera la fluctuation, et, dans le doute, on fera une ponction exploratrice.

Diagnostic différentiel. — Si nous passons en revue les
différentes tumeurs liquides ou solides de la paroi thoracique, nous trouvons, par ordre de fréquence : l'abcès
froid, le lipome, la forme syphilitique costale, l'abcès
costal post-typhique, l'angiome, le carcinome et le sarcome. Et, à la partie supérieure du thorax, il faudra penser au kyste congénital.

L'abcès froid costal vient en première ligne. Il constitue, comme le kyste hydatique, une tumeur enkystée
fluctuante, indolente à la pression, parfaitement cir-
conscrite, à marche lente et progressive, mais dont la
consistance est molle, alors que celle du kyste est
habituellement dure ; en outre, dans le kyste, la peau
reste le plus souvent à l'état normal ; elle s'ulcère rarement après sa suppuration. Dans l'abcès froid, elle est
sèche, amincie et fréquemment un peu enflammée ; à la
période ultime, elle s'ulcère souvent.

Enfin, la santé générale des sujets atteints d'abcès
froids est souvent profondément altérée, ce qui est l'ex-
ception chez les malades porteurs de kystes hydatiques.

On cherchera toujours un point douloureux sur les
côtes au dessus de la tumeur ou sur les vertèbres dorsales.
On demandera au malade s'il n'a pas eu une pleurésie
dans le temps.

Le lipome prête souvent à confusion ; il se rapproche, en effet, du kyste par son évolution lente et progressive, et par son indolence. Il ne retentit pas non plus sur l'organisme et la peau à son niveau est saine.

Cependant, certains caractères l'en distinguent : le lipome est une tumeur lobulée, ce qui est très rare pour le kyste ; il se développe en général dans le tissu cellulaire sous-cutané ; il est mou, pâteux, dépressible, tandis que le kyste est le plus souvent arrondi, tendu et élastique. Mais le lipome offre parfois une mollesse telle qu'on le dirait fluctuant ; c'est ce qu'on a appelé la fausse fluctuation, et, dans ce cas, le diagnostic clinique est presque impossible.

En somme, la lobulation du lipome est le caractère qui nous guidera le plus sûrement dans notre diagnostic, et, à défaut de ce signe, une ponction avec la seringue de Pravaz trancherait seule la question.

Le sarcome et le carcinome sont le plus souvent des tumeurs secondaires, et, par cela même, présentent un ensemble de caractères qui permettent de les reconnaître facilement.

Le carcinome forme une tumeur dure, irrégulière, mal limitée, et faisant corps avec les tissus. De plus, les téguments ne tardent pas à devenir épais, chagrinés, se creusant de petites dépressions ; ils deviennent violets, œdématiés, enfin s'ulcèrent et laissent échapper un pus ichoreux.

Le sarcome est arrondi, nettement limité, lobulé, avec vascularisation intense de la peau. La tumeur est souvent fixée au squelette. Elle s'ulcère rapidement.

Quant à la forme syphilitique, elle est rarement isolée ; on pourra essayer le traitement spécifique.

En résumé, dans les cas indécis, la ponction exploratrice, aseptiquement faite, permettra de faire un diagnostic rapide et sûr, elle donne alors issue à un liquide clair « eau de roche » caractéristique.

Mais si on a affaire à un kyste dont le parasite est mort ou à un vieux kyste suppuré, le liquide retiré est louche et son examen microscopique s'impose et donne alors une certitude absolue par la constatation, dans le liquide, de crochets et parfois de scolex mélangés à des polynucléaires et à des microbes variés (staphylocoques, streptocoques, etc.).

S'il s'agit de kystes bourrés de vésicules filles et petites-filles ou s'il s'agit de tout petits kystes profondément situés, la ponction dans ce cas peut ne pas ramener de liquide. Il faut alors examiner le sang du malade. Que la réaction d'éosinophilie soit positive ou négative, elle est un signe important pour ou contre le kyste hydatique. Mais, bien entendu, elle ne donne de certitude ni dans un cas ni dans l'autre. On doit en, en effet, se méfier de l'éosinophilie physiologique des jeunes enfants et de l'éosinophilie pathologique due aux autres parasites de l'organisme (tænias, trichines filaires, etc.).

La recherche de la réaction de fixation du complément (réaction de Weinberg-Parvu) à une valeur beaucoup plus grande : si elle est positive, on peut affirmer le kyste hydatique ; si elle est négative, il est exceptionnel qu'il s'agisse d'un kyste hydatique : la cause d'erreur ne dépasserait pas 2 pour 100.

PRONOSTIC

Le pronostic des kystes hydatiques de la paroi thoracique est ordinairement des plus bénins.

Les kystes sous-cutanés ne présentent aucune gravité.

S'ils siègent dans les muscles, ils peuvent gêner les mouvements et amener des troubles d'autant plus marqués que la tumeur est plus volumineuse.

La seule gravité, c'est la suppuration ou la rupture du kyste.

La suppuration ne peut amener des troubles généraux sérieux que si l'inflammation, pouvant gagner les parties voisines, donnait naissance à un phlegmon diffus.

La rupture du kyste dans la plèvre, engendrani une pleurésie purulente, peut aboutir à la mort du sujet. Mais cette éventualité est heureusement fort rare.

TRAITEMENT

La résorption spontanée du kyste est une rareté exceptionnelle.

Les ponctions, suivies d'injections à la teinture d'iode, à l'iodure de potassium, au formol, au sublimé, sont abandonnées.

Le seul traitement, et le meilleur, c'est l'extirpation chirurgicale du kyste.

On dissèque la poche kystique, en évitant de l'ouvrir, ce qui est difficile si elle est adhérente aux fibres musculaires ou à l'aponévrose.

Dans ces cas-là, on ouvre la poche et on épluche la membrane germinative à la compresse et aux ciseaux courbes, en évitant de laisser des débris de membrane.

Suture lâche et pansement compressif.

L'extirpation totale donne une guérison rapide et durable.

Dans le cas de kyste suppuré avec inflammation du voisinage, il faut inciser largement la tumeur, de façon à évacuer complètement son contenu, faire des lavages avec des solutions un peu fortes d'antiseptiques (sublimé, formol, iodo-iodure) et faire des pansements humides.

Quelques jours après, lorsque l'abcès s'est refroidi, essayer de disséquer ses parois et, si on n'y arrive pas, badigeonner à la teinture d'iode le fond et les lèvres de la tumeur. Curetter et avoir soin de ne laisser aucun débris de membrane.

Lavages antiseptiques et pansements secs.

OBSERVATIONS

Observation Première

(Inédite)

Due à l'obligeance de M. le professeur Tédenat, médecin principal, médecin chef de l'hôpital complémentaire, n° 10, Montpellier. — Recueillie par M. Surjus, aide-major et chirurgien adjoint à l'hôpital n° 10.)

Kyste hydatique du muscle grand dentelé droit

A...-ben-Ahmed, du 9ᵉ tirailleurs algériens, âgé de vingt ans, né au douar Honnencha, entre à l'hôpital complémentaire n° 10, le 20 novembre 1917, venant de l'infirmerie du dépôt de son régiment à Mèze, avec le diagnostic : « Lipome du dos, côté droit. »

A l'examen, on constate une volumineuse tumeur arrondie à grand axe parallèle aux côtes dans la région du dos côté droit, au niveau des huitième et neuvième côtes.

Comme antécédents héréditaires, aucun renseignement.

Antécédents personnels. — « Jamais malade », nous dit A...-ben-Ahmed.

Ce dernier s'est aperçu, il y a environ deux mois, en se couchant sur le dos, d'une grosseur qui s'était développée sans douleur. Comme il éprouvait une certaine gêne dans le mouvement d'élévation du bras droit et en s'étendant sur le dos, et effrayé aussi par le volume de cette tumeur, il se présente à la visite du médecin du dépôt.

Ce dernier l'envoya à Montpellier, aux fins d'opération, avec le diagnostic : « Lipome du dos ».

Notre malade nous raconte qu'il n'a jamais reçu de coup dans la région du dos, mais, par contre, il nous parle des nombreux chiens qui circulaient dans son douar.

Examen à l'entrée :

Au niveau des huitième et neuvième côtes du côté droit, dans la région du dos, un peu en arrière de la ligne axillaire, à environ 6 à 7 centimètres, on perçoit une volumineuse tumeur, lisse, arrondie, tendue, donnant la sensation d'une consistance dure, ovoïde dans le sens des côtes, de la grosseur et de la forme d'une aubergine.

A la palpation, on sent la peau libre, non adhérente à la tumeur.

La tumeur paraît légèrement mobile quoique fixée à la profondeur. Elle est tendue, rénitente, non lobuleuse, la fluctuation existe, bien que la peau soit très tendue. On pense de suite à une tumeur liquide.

On examine l'appareil pulmonaire ; rien de particulier du côté des sommets ni des bases.

Le médecin traitant pense à un abcès froid costal, maladie assez fréquente chez les soldats indigènes.

On décide de faire une ponction évacuatrice avec injection modificatrice.

Le malade se refuse à toute intervention.

Le 26 janvier 1918, ponction au trocart : au grand étonnement du médecin traitant, il s'écoule un liquide eau de roche, qui jaillit au loin par la canule du trocart. On porte immédiatement le diagnostic de kyste hydatique de la paroi thoracique.

On propose alors une opération sanglante au tirailleur qui, après de nombreuses hésitations, se décide enfin à accepter.

Le 7 février 1918, anesthésie générale au chlorure d'éthyle pour commencer et ensuite à l'éther goutte à goutte. On fait une incision de 8 à 10 centimètres parallèle au grand axe de la tumeur. On incise l'aponévrose superficielle et on tombe sur la portion inférieure du grand dentelé, dont les fibres sont dissociées et écartées par la tumeur. On dissèque un peu la poche fibreuse blanchâtre et on l'ouvre aux ciseaux après avoir repéré les bords.

Il s'écoule du liquide eau de roche, légèrement teinté de sang, et quelques vésicules d'hydatides. On excise rapidement la poche, on place un drain et on suture la peau. Suites opératoires normales.

Le 11 février, premier pansement ; ablation du drain ; la plaie n'a pas suppuré et a bon aspect.

Le 15, ablation des crins de Florence ; cicatrisation. Le malade se lève et sort complètement guéri.

Le malade est revu le 23 juin 1918 ; on perçoit la cicatrice blanchâtre, mais aucune trace de tumeur.

A....-ben-Ahmed se déclare très satisfait. Il n'éprouve aucune gêne.

Il regrette de n'avoir pas accepté l'opération plus tôt.

Observation II

(Inédite)

(Due à l'obligeance de M. le professeur Tédenat. — Recueillie par
Mme Canals, interne du service.)

Kyste hydatique de la paroi antérieure du thorax dans le septième espace
intercostal droit.

L... Lucie, seize ans, de Lodève, entre à l'hôpital
suburbain (service du professeur Tédenat, salle Paulet,
lit 12), le 15 avril 1918, pour petite tumeur siégeant sous
le sein droit.

Comme antécédents héréditaires, rien de particulier.

Dans les antécédents personnels, on note depuis la
naissance une médiocre santé.

Réglée à quatorze ans ; depuis, règles peu abondantes.
Sujet anémique, pâle, aspect lymphatique.

La malade s'est aperçue, depuis quelques mois, d'une
petite grosseur survenue sans douleur et siégeant sur
la face antéro latérale droite du thorax, un peu en
dehors d'une perpendiculaire passant par le mamelon
droit, entre la sixième et la septième côte. C'est pour
cette tumeur dont elle ne s'est aperçue que par hasard
qu'elle rentre à l'hôpital.

A l'examen, on trouve, au niveau de la septième côte
droite, à la partie antéro-latérale du thorax, une grosseur,
de dimension d'une grosse noix, arrondie.

A la palpation, on sent une tumeur ronde, tendue, à
forme kystique, fixée dans la profondeur par un pédicule
qu'on ne peut délimiter.

On pense à une tumeur liquide, et on porte le diagnostic d'abcès froid costal.

La peau, lisse, est mobile sur la tumeur qui paraît siéger dans le plan musculaire profond.

Le diagnostic est discuté entre un ganglion, un abcès froid, et un kyste hydatique. Instruit par des erreurs antérieures au sujet du diagnostic des tumeurs de la paroi thoracique et pour mieux préciser la nature de la tumeur, on fait examiner du sang de la malade à l'institut Bouisson-Bertrand.

Le résultat demandé de la réaction d'éosinophilie était positif, celui de la réaction de fixation de Weinberg-Parvu était aussi positif C'est ce qui décida le diagnostic de kyste hydatique.

Opération, le 18 avril 1918. Anesthésie générale à l'éther.

On fait une incision cutanée de 4 à 5 centimètres parallèle aux côtes ; la tumeur, lisse, arrondie, très tendue, est libérée des tissus environnants et disséquée, au moyen de la sonde cannelée.

Pendant la dissection, la poche se rompt, et il s'écoule un liquide « eau de roche » ; on est en présence d'un kyste net.

La poche est soigneusement extirpée ; trois points de sutures. Pas de suppuration de la plaie les jours suivants.

La malade sort guérie le 10 mai 1918.

Observation III

Due à l'obligeance de M. le professeur Tédenat.)

**Kyste hydatique de la partie moyenne du grand dentelé droit. — Incision.
Ablation de la membrane. — Suture. — Réunion immédiate.**

Paul Derd…, vingt-neuf ans, agriculteur, de bonne santé habituelle, fortement constitué. Fièvre typhoïde à l'âge de seize ans.

Il y a dix mois, le malade a constaté un peu au-dessous du bord antérieur de l'aisselle droite une tumeur dure qu'il compare à une moitié d'aubergine coupée en long et appliquée transversalement. Ne souffrant pas, il ne s'est pas préoccupé de cette tumeur qui a notablement augmenté de volume.

Le 10 juin 1906, le malade entre à la clinique du professeur Tédenat. Santé générale excellente. La tumeur s'étend du bord antérieur au bord postérieur de l'aisselle, au niveau du sixième espace intercostal. Sa longueur transversale est de huit centimètres, sa hauteur de cinq centimètres à sa partie moyenne, un peu moindre à ses extrémités antérieure et postérieure. La tumeur est dure et il faut une grande attention pour y constater un peu de fluctuation. Elle est vaguement mobile de haut en bas, mais se fixe quand on fait contracter le grand dentelé. Le diagnostic de la nature de la tumeur est indécis.

12 juin. — Anesthésie à l'éther par le docteur Dusser. Incision cutanée axiale de cinq centimètres. Il faut inciser une couche musculo fibroïde du grand dentelé. La poche, de couleur blanche, très tendue, apparaît. Incisée, il s'écoule un grand verre de liquide citrin avec une dizaine de vésicules tendues et nullement flétries. La membrane est enlevée en trois blocs. Friction de la poche avec une compresse humectée de solution formolée à 2 pour 100.

Suture continue au catgut de la poche. Quatre agraes de Michel pour les téguments. Réunion immédiate.

BIBLIOGRAPHIE

Amato (F.). — Due casi di cisti da ecchinococco nei muscoli. Arch. inter. de med. de Naples, 1896, pp. 212-215.

Boncour (P.). — Thèse Paris, 1878.

Bouchard, Charcot et Brissaud. — Traité de médecine, t. III.

Briançon. — Thèse Paris, 1879.

Cardot (J.). — Contribution à l'étude des kystes hydatiques musculaires. Thèse Montpellier, 1904.

Chauffard et Vidal. - Imperméabilité des membranes des kystes hydatiques

Cruveïlhier. — Traité d'anatomie pathologique générale, 1856.

Danlos. — Thèse Paris, 1879.

Desprès. — Thèse d'agrégation, 1866, p. 120.

Dévé. — Etude du kyste hydatique.

Davaine. — Traité des entozoaires, 1877.

Duplay et Reclus. — Traité de chirurgie, t. I.

Le Dentu et Delbet — Traité de chirurgie, t. I.

Marquet. — Kystes hydatiques des muscles volontaires. Histoire naturelle et clinique. Paris, thèse médicale, 1887-88.

Roche. — Kystes hydatiques musculaires. Marseille méd., 1898, pages 705-709.

Reboul. — Sur quelques cas de kystes hydatiques des muscles. Ass. française de chirurgie, Paris, 1895.

Tédenat (E.). — Kyste hydatique des muscles de la masse commune. Nouveau Montpellier médical, 1892.

Tillaux. - Chirurgie clinique, 1899.

Valeggio. — Cisti de ecchinococco nei muscoli. Gaz. de Milano. 1896

Villard. — Kystes hydatiques de la région sacro-lombaire. Thèse Paris, 1890-91.

SERMENT

En présence des Maîtres de cette École, de mes chers condisciples, et devant l'effigie d'Hippocrate, je promets et je jure, au nom de l'Être suprême, d'être fidèle aux lois de l'honneur et de la probité dans l'exercice de la Médecine. Je donnerai mes soins gratuits à l'indigent, et n'exigerai jamais un salaire au-dessus de mon travail. Admis dans l'intérieur des maisons, mes yeux ne verront pas ce qui s'y passe ; ma langue taira les secrets qui me seront confiés, et mon état ne servira pas à corrompre les mœurs ni à favoriser le crime. Respectueux et reconnaissant envers mes Maîtres, je rendrai à leurs enfants l'instruction que j'ai reçue de leurs pères.

Que les hommes m'accordent leur estime si je suis fidèle à mes promesses ! Que je sois couvert d'opprobre et méprisé de mes confrères si j'y manque !